Come Perdere Peso Bene In italiano/ How To Lose Weight Well In Italian

Semplici Passi per Perdere Peso Mangiando

Indice

Introduzione 5

Capitolo 1: Comprensione Della Psicologia Della Perdita 10

Capitolo 2: Punti Chiave da considerare per 16

Capitolo 3: Come Smettere di Stare a Dieta e Altri Piani 22

Capitolo 4: Scoprire i Modi per Sopprimere le Voglie e le 31

Capitolo 5: Riduzione dell'assunzione di Zucchero - Il 40

Capitolo 6: Adottare Alimenti Naturali per una Facile 45

Capitolo 7: Piano Alimentare Naturale per la Perdita di 50

Capitolo 8: Idee Facili per Colazione, Pranzo e Cena 56

Capitolo 9: Frutta per Rendere Sostenibile la Perdita di 69

Capitolo 10: Assicuratevi che i Grassi Brucino e 73

Conclusione 77

o danni che possono accadere loro dopo aver intrapreso le informazioni qui descritte.

Inoltre, le informazioni nelle pagine seguenti sono intese solo a scopo informativo e dovrebbero quindi essere considerate universali. Come si addice alla sua natura, è presentato senza garanzia per quanto riguarda la sua validità prolungata o la qualità provvisoria. I marchi citati sono fatti senza il consenso scritto e non possono in alcun modo essere considerati un'approvazione da parte del Titolare del marchio.

Introduzione

Congratulazioni per aver acquistato questo libro e grazie per averlo fatto. Questo libro discuterà i modi in cui si può perdere peso mangiando bene. È una guida completa sul mangiare bene per bruciare il grasso in eccesso e ottenere un corpo sano.

I rigonfiamenti della pancia non sono piacevoli. Non solo rappresentano un problema per il vostro quoziente di stile, ma ammaccano anche la vostra personalità complessiva. Libbre di carne che fuoriescono dai vestiti è un sogno orribile per molti. Non è una piacevole immaginazione anche per le persone in sovrappeso. Eppure, la maggior parte delle persone in sovrappeso sanno che stanno lentamente raggiungendo quella fase.

L'obesità è una dura realtà di questa era. Ha afferrato saldamente il mondo moderno. Con oltre il 70% della popolazione statunitense in calo nella categoria dei sovrappeso e il 39,8% nella categoria degli obesi, la prognosi non sembra buona. La parte peggiore, lo sappiamo. La parte spaventosa, su scala più ampia, è che gli sforzi per contrastare l'obesità si sono ampiamente dimostrati inefficaci.

Questa è una realtà che tutti conosciamo. Abbiamo abbastanza familiarità con gli effetti nocivi dell'obesità. È una condizione molto spiacevole.

L'obesità è una condizione che limita la vita. È molto di più che accumulare semplicemente qualche chilo di carne in più. Oltre ai problemi di sovrappeso, l'obesità porta con sé anche molti altri problemi. Ipertensione, malattie cardiovascolari, disturbi metabolici e altri problemi di questo tipo sono tra questi. Il peso extra provoca stress extra sulle articolazioni. Limitate il vostro movimento, quindi anche la vostra capacità di liberarvi del peso. Eppure, tutti conosciamo questi semplici fatti.

La vera ricerca è per la soluzione. Un'idea brillante che può aiutarvi a sbarazzarvi di questi chili in più, una soluzione che può aiutarvi a liberarvi del peso extra e anche aiutarvi a sostenerlo.

Questa unica ricerca ha portato al successo senza precedenti del settore della perdita di peso, un'industria che oggi ha un mercato di oltre 66 miliardi di dollari. Nel giro di pochi decenni, dal nulla a miliardi di dollari è un bel salto. Sottolinea anche il fatto che l'obesità è diventata un problema molto grave in tempi recenti.

Tuttavia, la parte più spaventosa è che, nonostante la forte crescita dell'industria della perdita di peso, anche il problema dell'obesità sta crescendo allo stesso ritmo. È un chiaro indicatore dell'inefficacia delle misure attuali. Significa che qualcosa non va. C'è qualche pezzo importante nel puzzle che ci manca del tutto.

La gente è diventata così ossessionata dall'idea di perdere peso che è pronta ad adottare qualsiasi misura. Dalle diete di moda alle routine di esercizio fisico di uccisione, dalle pillole di obesità agli interventi chirurgici di perdita di peso, la gente è pronta ad andare agli estremi per liberarsi del peso. Tuttavia, c'è un piccolo problema. Il peso ritorna e continuerà a tornare anche dopo ripetuti tentativi se non c'è sostenibilità.

La ragione principale del crescente tasso di obesità e di insoddisfazione del pubblico è l'inefficacia delle misure di perdita di peso. O le misure di perdita di peso non danno alcun risultato o, ancora di più, il peso ritorna dopo un certo tempo di perdita. Diete rigorose, routine di esercizio fisico duro, pillole, interventi chirurgici, integratori alimentari e altre misure di questo tipo possono aiutare a perdere un po' di peso inizialmente, ma la maggior parte di queste misure non sono sostenibili a lungo termine. Quindi, la ricaduta di peso si verifica quasi certamente.

Tutte quelle persone che cercano di perdere peso con metodi veloci ma insostenibili rischiano di rimanere deluse alla fine. Una cosa cruciale che l'industria della perdita di peso non riesce chiaramente a trasmettere è che il mantenimento di un peso e di un corpo sani è un processo continuo Fare una dieta super rigorosa per 15 giorni o 6 mesi non può aiutarti a rimanere in forma. Il peso in eccesso non è un disturbo che può essere curato con qualche pillola. Quando si cerca di perdere peso o di ridurre i rigonfiamenti di grasso nel corpo, si cerca di andare contro il processo naturale del corpo. Non si può né mettere fretta a questo processo né fermarlo.

Il vostro corpo continuerà a cercare di accumulare peso per tutto l'arco della vostra vita. È nell'istinto di sopravvivenza del corpo. Se volete rimanere in forma e in salute, dovrete lavorare per tutta la vita per tenere il peso sotto controllo. Tutto ciò che va al di là di questo è una misura cosmetica e non funzionerà a lungo.

Il vero problema con le misure di perdita di peso come le diete di moda, le routine di esercizio fisico rigorose e i piani di pasto lunghi è che le persone non possono seguirli per molto tempo. Non appena si smette di seguire una dieta ipocalorica restrittiva, si vuole mangiare. Volete recuperare tutto il cibo e il gusto che avete perso. Questo è controproducente. Anche se seguite un controllo rigoroso, il vostro corpo continua a spingervi.

Lo stesso vale per le routine di esercizio. Mentre si pompa il ferro in palestra, l'assunzione di cibo aumenta. Si mangiano più calorie perché si bruciano di più. Il vostro appetito aumenta. Tuttavia, non appena si smette di lavorare, quelle calorie in più cominciano ad accumularsi come grasso. È possibile interrompere l'esercizio fisico senza preavviso, ma lo stesso non va bene per l'appetito.

Il problema più grande con la maggior parte delle misure di perdita di peso è che essi propagano il cibo come il vostro più grande nemico. Il cibo è proiettato come la più grande ragione per l'accumulo di grasso e quindi ogni sforzo è fatto per limitare l'assunzione di cibo.

Il cibo non è un nemico, ma un'esigenza di vita. Non si può perdere peso e mantenerlo finché non si accetta questo fatto con tutto il cuore. Abbracciare il cibo come partner per perdere peso e mantenere un corpo sano è l'approccio migliore. Questo libro presenta un approccio olistico alla perdita di peso.

Uno dei maggiori fattori limitanti nella perdita di peso non è il tipo e la quantità di cibo che mangiamo, ma anche la nostra psicologia generale. Questo libro li camminerà attraverso quei fattori e li aiuterà nella perdita effettiva del peso.

Troppe diete di moda, piani alimentari rigorosi e routine di esercizio fisico impegnativo possono portare sollievi a breve termine. Tuttavia, a lungo termine, tali storie di successo non brillano molto. Questo libro vi servirà come guida ai modi sostenibili per perdere peso mangiando a destra. È il modo più efficace per perdere peso e mantenerlo. Non possiamo aspettarci di rimanere in forma e sani nutrendo rancore per il cibo. Il modo migliore per avere un corpo sano è abbracciare il cibo che mangiamo. Sarete in grado di identificare gli alimenti giusti e i benefici che portano.

Uno dei maggiori fattori che portano all'eccesso di peso è la voglia di cibo. Sebbene mangiare sia naturale per qualsiasi essere vivente, il desiderio non lo è. È il risultato di cattive abitudini alimentari e cattive scelte alimentari.

- ✓ Questo libro spiegherà i modi naturali per evitare la brama e l'eccesso di cibo.
- ✓ Spiegherà i benefici degli alimenti naturali per la perdita di peso e vi aiuterà a creare un piano alimentare naturale.
- ✓ In questo libro troverete anche un'ampia scelta di idee per la colazione, il pranzo e la cena per mantenervi sani e in forma.
- ✓ Conoscerete anche frutta sana da aggiungere al vostro pasto per ottenere i migliori risultati.
- ✓ Un piano di perdita di peso sano è quello che porta a bruciare i grassi più velocemente e rallenta la perdita muscolare. Questo libro vi darà esattamente lo stesso.
- ✓ Si può ottenere tutto questo senza schiacciare le diete e il regime alimentare malsano.

Basta leggere il libro e abbracciare l'idea di una vita sana mangiando bene.

Ci sono molti libri su questo argomento sul mercato, grazie ancora per aver scelto questo! È stato fatto ogni sforzo per garantire che sia pieno di quante più informazioni utili possibile. Buon divertimento!

Capitolo 1: Comprensione Della Psicologia Della Perdita Di Peso

La perdita di peso è un obiettivo importante. La salute è e dovrebbe essere di fondamentale importanza per tutti. Se la vostra salute inizia a venir meno, allora godere di altri piaceri della vita diventa difficile. Uno dei maggiori ostacoli al raggiungimento di una buona salute è l'eccesso di peso.

L'eccesso di peso non influisce solo sulla personalità e sulle prestazioni, ma anche sulla psicologia e sull'atteggiamento. Tuttavia, la maggior parte di noi lo guarda nel modo sbagliato. La maggior parte delle persone cerca di fare del proprio peso in eccesso un capro espiatorio per tutto ciò che è andato storto nella loro vita.

È facile incolpare le cose che non vi risponderanno. Ma, se guardate attentamente, scoprirete che l'eccesso di peso non porta necessariamente cose brutte nella vostra vita. Di solito è il contrario e l'accumulo di peso è una conseguenza di abitudini di vita sbagliate. Quindi, se si inizia a migliorare le cose nella vita, i problemi di peso possono essere contrastati con maggiore facilità.

Nella fretta di perdere peso, tendiamo a trascurare i fattori che portano all'aumento di peso in primo luogo. Dovremo ammettere e comprendere il fatto che il cervello umano funziona in modo molto sofisticato. La prima priorità del cervello è quella di tenervi in vita in tutte le situazioni. Guarda le cose da una prospettiva molto diversa. Il vostro corpo è una macchina coordinata che fa ogni passo per garantire la sopravvivenza. Pertanto, si inizia ad accumulare energia se si percepisce un qualsiasi tipo di stress o pericolo. Quindi, ignorando anche le piccole cose può avere un enorme impatto sul vostro peso.

Se volete perdere peso, allora è importante che comprendiate i fattori che influenzano il vostro peso. Ignorare questi fattori porterà a fallimenti e delusioni.

Stress

Vivere la vita di un saggio non è un'opzione al giorno d'oggi. È l'età della competizione. È sempre stato così, poiché l'intera teoria dell'evoluzione si basa sul principio della "sopravvivenza del più forte". Eppure, il concorso ha raggiunto una dimensione del tutto nuova nel mondo moderno. È necessario eccellere a scuola così come il vostro posto di lavoro. Dovete essere migliori dei vostri coetanei e lavorare di più. Raggiungere le scadenze ed eseguire più difficile. Tuttavia, questa feroce competizione toglie l'attenzione dalla salute e lascia il posto allo stress. Entrambe le cose vi fanno male.

Lo stress non vi fa bene. Non solo influisce sul cuore e sul cervello, ma influisce anche sul peso in molti modi. Quando si è stressati, il corpo inizia a rilasciare un ormone dello stress chiamato "cortisolo". Questo ormone causa vari problemi, ma il più grande è che segnala al corpo di aumentare l'accumulo di grasso. Quindi, se state vivendo una vita stressante, questo ormone saboterà tutti i vostri sforzi per perdere peso.

Le persone che conducono una vita stressante trovano grande conforto anche nel cibo, che distrae e allevia. Situazioni stressanti invocano una risposta di lotta o fuga. Questo eleva la necessità di consumare più calorie. Le persone finiscono per mangiare cibi zuccherati e grassi in tali circostanze. Tutti portano ad un eccesso di apporto calorico che è completamente inutile. Il vostro corpo è già in modalità di combustione a basso contenuto di grassi a causa dell'elevato rilascio di cortisolo; pertanto, tutte quelle calorie finiscono per essere immagazzinate come grasso. I dolci e i cibi grassi trasformati che vi piacciono tanto in queste situazioni creano dipendenza e si tende a sviluppare il gusto e la voglia di mangiarli molto presto. Questo porta ad un aumento di peso più rapido.

In questa epoca di competizione, sarebbe poco pratico consigliare di condurre una vita completamente senza stress. Tuttavia, cercare di ridurre lo stress è una cosa molto pratica e fattibile. Se si vuole veramente i vostri sforzi di perdita di peso per lavorare e mettersi in forma, quindi iniziare a cercare di gestire lo stress con saggezza. Si tratta di un demone che causerà più danni di quanto si possa pensare.

Ci sono diversi modi per abbassare i livelli di stress. Godersi il tempo con gli amici e la famiglia, la meditazione, l'esercizio fisico leggero e le attività ricreative possono aiutarvi ad abbassare notevolmente il livello di stress. Non solo vi sentirete meglio, ma perderete peso molto più velocemente. Ricordate, perdere peso non significa semplicemente regolare l'apporto calorico. Il vostro corpo ha la capacità di diminuire o aumentare il metabolismo secondo il suo bisogno. Se state conducendo una vita stressante, anche mangiare un numero inferiore di calorie può non aiutarvi molto a perdere peso. Il vostro corpo comincerà a conservarne ogni pezzetto. Più siete rilassati, migliore sarà il vostro metabolismo.

Piacere

È semplicemente il fenomeno opposto dello stress. Rilassa voi e il vostro corpo. Se si è di umore piacevole, si risponde alle situazioni in modo migliore nella vita reale. Allo stesso modo, il piacere rilassa anche il vostro corpo. Il rilascio di cortisolo si riduce e il corpo esce dalla modalità di sopravvivenza. Può tranquillamente aumentare il tasso metabolico, poiché non avverte alcun pericolo per la conservazione dell'energia. L'intestino inizia a funzionare meglio e digerisce facilmente il cibo.

Il primo passo verso il raggiungimento di un corpo sano è quello di rilassarsi. Almeno mentre mangiate, toglietevi dalla mente le cose stressanti. Date alla vostra mente il tempo di godervi il cibo. Più sentite, odorate e godete del cibo, meglio il vostro corpo sarà in grado di elaborarlo in modo efficace.

Se si gode l'aroma del cibo prima di mangiarlo, l'apparato digerente va in sovraccarico. Inizierà a pompare i succhi digestivi e sarete in grado di digerire il cibo rapidamente. Prendere un momento per godersi il cibo porta ad un appagamento abbastanza veloce.. Non avrete frequenti voglie di cibo.

Mentalità

Il cibo vi dà energia. Se ne mangiate un po' in eccesso, allora porterà a un eccesso di peso. Non è il cibo che porta all'aumento di peso il vostro comportamento negligente nei suoi confronti. È molto importante iniziare a guardare il cibo con un approccio positivo.

Mangiare le cose giuste nelle giuste proporzioni vi renderà sani e vi aiuterà anche a perdere peso.

Alcune persone rifiutano apertamente certi tipi di alimenti e sostengono pesantemente gli altri. Questo è un approccio che può essere dannoso. In definitiva, non è il cibo che sta causando aumento di peso, ma il suo consumo eccessivo. Tutti gli alimenti hanno uno o l'altro nutriente e ne avete bisogno tutti in certe proporzioni. L'importante è capire quelle proporzioni e attenersi ad esse.

Dovrete accettare il fatto che non potete perdere peso semplicemente evitando il cibo, come la maggior parte delle diete suggerisce. Questa strategia non funziona a lungo. Vivere con una dieta ipocalorica per tutta la vita non è solo impegnativo ma anche impraticabile.

Dovrete sviluppare una mentalità in cui riconoscere i benefici dei prodotti alimentari e consumarli in modo proporzionato. Questo vi aiuterà a perdere peso e a mantenerlo facilmente.

La gente vuole perdere peso, ma non ottenere il modo giusto per farlo e così lo cercano in tutte le direzioni. Il fiorente settore della perdita di peso è un brillante esempio dello stesso.

Non si può diventare sani evitando il cibo o adottando metodi superficiali per bruciare i grassi. Non potete rimanere per sempre su diete restrittive di calorie. Anche il pompaggio regolare del ferro in palestra non è un'opzione per la maggior parte delle persone, in quanto devono occuparsi di altre importanti esigenze della vita e della famiglia. La migliore opzione davanti a voi in tali circostanze è quella di fare del cibo il vostro partner nel perdere peso.

Scelte alimentari sane e buone abitudini alimentari possono aiutarvi a godervi la vita mantenendo il gusto. L'industria della perdita di peso ha creato il mito che la perdita di peso è un processo difficile che può essere raggiunto solo mangiando cibo insapore e sacrificando i vostri piaceri del gusto. Tutta la loro idea rende la perdita di peso simile a un'attività molto dura.

Se si vuole perdere peso, allora si dovrà capire la psicologia della perdita di peso. Se siete troppo stressati per il vostro peso, il processo di perdita di peso rallenterà. Più si rimane senza stress, più velocemente si perde peso.

Dovrete diventare più tolleranti nei confronti del potere del cibo. Può aiutarvi a perdere peso senza troppo rumore. È sufficiente selezionare il cibo giusto da mangiare e seguire uno stile di vita sano. Più naturali rimangono queste cose, più sostenibile sarà la vostra perdita di peso.

Motivazione

La motivazione è il carburante per il successo. La giusta motivazione vi fa andare avanti indipendentemente dalle sfide. Il problema più grande nella perdita di peso si presenta sotto forma di correggere alcune cattive abitudini di vita. Se non avete la motivazione giusta, potete facilmente cedere alla tentazione e tutto il vostro tentativo di perdere peso andrebbe a farsi un tiro. Se avete una forte motivazione a perdere peso, sarete in grado di vincere facilmente le tentazioni. Trovare una forte motivazione per perdere peso e continuare a lavorare verso di essa ad un ritmo costante.

Si può facilmente perdere peso se si fanno scelte alimentari sane e adottare buone abitudini alimentari. Il capitolo seguente presenterà alcuni importanti consigli alimentari che possono aiutarvi a perdere peso facilmente.

Capitolo 2: Punti Chiave da considerare per Un'alimentazione sana

La maggior parte delle persone crede di poter controllare il peso semplicemente regolando il numero di calorie che assume.. Questa è una nozione sbagliata. Anche se è un dato di fatto che le calorie in eccesso aggiungono grassi, ma tutte le calorie non sono le stesse. Diversi prodotti alimentari hanno molto più di semplici calorie. Se si vuole perdere peso mangiando bene, allora si dovrà passare a sane abitudini alimentari.

Mangiare sano significa aggiungere gli alimenti giusti che vi danno i nutrienti necessari. Mangiare cibi che vi danno calorie vuote aggiungerà semplicemente al peso. I prodotti alimentari che aumentano i livelli di insulina non aiutano la perdita di peso. Pertanto, è importante adottare alcune buone abitudini alimentari per risultati più rapidi.

Focus sulla Fibra

La fibra è la chiave per la perdita di peso. È un ingrediente alimentare che può aiutarci a perdere peso in molti modi.

La fibra di frutta, verdura e cibi integrali è lenta da digerire. Fa bene all'intestino e riempie lo stomaco velocemente e lo tiene occupato a lungo. Questo aiuta ad evitare voglie per il cibo e migliora il sistema digestivo. A parte questo, le verdure ricche di fibre sono a basso contenuto calorico e quindi non c'è il pericolo di aggiungere altro peso mangiando fibre. Le verdure a foglia verde hanno un sacco di fibre e di calorie minerali ma trascurabili. Potete mangiarli quanto volete senza preoccuparvi del peso.

Oltre a frutta e verdura, i cereali integrali sono anche una ricca fonte di fibre. La fibra alimentare non è solo un bene per il sistema di digestione, ma aiuta anche a mantenere sotto controllo i livelli di insulina.

Avere una Cotta per i Cibi Integrali

I cereali integrali sono fantastici. Sono una ricca fonte di carboidrati. Anche se i carboidrati sono pubblicizzati come un no-go dalla maggior parte degli esperti di salute, i cereali integrali sono buoni. Oltre ai carboidrati, i cereali integrali forniscono anche molte fibre alimentari, oltre a tracce di nutrienti come vitamine e minerali. Questi sono molto importanti per il vostro benessere e ci sono molti nutrienti che non provengono da altre fonti.

La fibra alimentare in cereali integrali mantiene il sistema digestivo sano e impegnato. Non solo diminuirà il vostro peso, ma anche il rischio di gravi problemi come l'ipertensione, malattie cardiache e problemi digestivi.

Il Grasso Sano è Importante

L'industria della perdita di peso ha demonizzato il grasso e il colesterolo come causa principale di tutti i mali. Questo è sbagliato. Il grasso è molto importante. Infatti, il vostro corpo non può funzionare correttamente senza grassi e colesterolo. Grasso e colesterolo sono elementi costitutivi degli ormoni nel vostro corpo. Non funzionerà senza grasso. Il grasso fornisce energia sostenibile di lunga durata al vostro corpo.

Tuttavia, poiché tutto il grasso non è male, la maggior parte dei tipi di grassi non sono buoni. La cattiva qualità del grasso consumato mangiando cibi fritti, salse e oli idrogenati è molto malsana. Aumenterà il vostro peso e accelererà il processo di ostruzione delle arterie.

Per rimanere in buona salute, è necessario consumare grassi sani. Pesce grasso, noci, olio d'oliva, avocado e altre cose simili vi forniscono i grassi sani richiesti. Bisogna abbracciarli per rimanere sani e in forma.

Non Dimenticare le Proteine

La proteina è il blocco di costruzione dei muscoli. Quando si inizia a perdere peso, non si perde semplicemente grasso, ma si perde anche molta massa muscolare. Ciò può causare problemi se non si mangiano proteine nella giusta quantità.

Mangiare una dieta ad alto contenuto proteico ha anche un ulteriore vantaggio: ti fa sentire più veloce. Una dieta ricca di proteine significa che raggiungerete la sazietà prima e non avrete voglie di cibo. Tuttavia, è necessario ricordare il fatto che le proteine hanno anche calorie e quindi è necessario percorrere il percorso con attenzione.

Evitare lo Zucchero Raffinato a Tutti i Costi

Lo zucchero aggiunto in tutte le forme fa male alla salute. Lo zucchero raffinato non solo aumenta i vostri livelli di insulina, ma scarica anche un sacco di calorie vuote, entrambe negative. Se si vuole perdere peso velocemente e mantenere uno stile di vita sano, allora tagliare lo zucchero raffinato dovrebbe essere il primo passo. Se siete amanti dei dolci, cercate dolcificanti naturali come la frutta. Sono dolci ma contengono fruttosio che è sano.

Lo zucchero raffinato crea dipendenza. Più lo si mangia, più ne si vorrebbe molto presto. Ciò significa che non ne avrete mai abbastanza. I vostri piani di perdita di peso andrà in malora. Il modo migliore per evitare la tentazione è quello di stare completamente lontano da loro. Anche una piccola quantità di zucchero raffinato manterrà causando problemi per voi.

Un grande ostacolo per stare lontano dallo zucchero raffinato è rappresentato dai cibi lavorati. Hanno elevate quantità di zucchero raffinato per aggiungere gusto. Questo li rende malsani ed evitabili. Se volete perdere peso, dovrete anche ridurre l'assunzione di alimenti trasformati.

Stare Lontano dalle Calorie Facili

Semplificare il vostro cibo potrebbe non essere sempre la soluzione migliore per voi. Quando il vostro corpo prende tempo nel digerire qualcosa, brucia calorie nel processo. Il vostro metabolismo sale e il processo di perdita di peso si mette in moto. Pertanto, è meglio mangiare prodotti alimentari il più vicino possibile al loro stato naturale. Anche se questo non significa che dovete mangiare cibi interi crudi o verdure crude, cercate comunque di seguirlo il più possibile.

Quando si mangia un frutto allo stato naturale, ci vuole tempo per essere digerito. Il rilascio di calorie è lento e l'apparato digerente rimane impegnato a inviare un segnale di sazietà. Tuttavia, se si beve il succo dello stesso frutto, l'afflusso calorico è elevato e improvviso, ma di breve durata. Presto vi sentirete affamati e consumerete più calorie ma non necessarie.

Lo stesso vale per tutti i tipi di bevande salutari, bevande gassate e simili. Tutti aggiungono calorie extra al vostro corpo senza fornire nulla al vostro sistema digestivo. I vostri livelli di insulina rimangono altissimi e l'aggiunta di zucchero in queste bevande fa venire le voglie.

Non importa cosa dice l'etichetta della bevanda energetica. Se ha qualche tipo di gusto o sapore, non è naturale e dovrebbe essere evitato. Tutte le bevande energetiche e le bevande a zero calorie comportano questo rischio. Se avete sete e siete disidratati, bevete acqua e nient'altro.

Non cercare di semplificare il vostro cibo. Mangiare cibo il più vicino possibile al loro stato naturale è il modo migliore per perdere peso. Più tempo il vostro sistema digestivo impiega ad elaborarlo, meglio è.

Carboidrati Raffinati sono Cattivi

Le calorie vuote in tutte le forme sono cattive e i carboidrati raffinati portano solo a questo. I carboidrati raffinati non hanno le fibre e le sostanze nutritive essenziali e ti caricano di calorie. Fanno male all'apparato digerente e aumentano i livelli di insulina.
Alzano troppe bandiere rosse per quanto riguarda la salute e quindi bisogna evitare il più possibile i carboidrati raffinati.

Mangiare Consapevolmente è la Chiave

Uno dei motivi principali per cui ci si abbuffa è il mangiare senza cervello. Non è il gusto, l'odore, la fame o il desiderio che porta a mangiare in eccesso, ma semplicemente a non pensare agli svantaggi di mangiare di più. Quando si presta meno attenzione al cibo e alla quantità che si sta mangiando, tutti i vantaggi vanno in malora.

Mangiare è un'attività importante. È essenziale per la vostra sopravvivenza. Mangiare mentre si guarda la TV, o parlare, può togliere la mente da essa e porta a mangiare troppo. Si vorrebbe evitare che ciò avvenga se si cerca di perdere peso.

State sempre attenti alle cose che mangiate e fate attenzione alla quantità.

Capitolo 3: Come Smettere di Stare a Dieta e Altri Piani Alimentari Rigorosi

Il fatto semplice e semplice è che le diete e i rigidi piani alimentari sono strategie di perdita di peso a breve termine e non funzionano a lungo termine. Le diete sono restrittive e tutto ciò che è restrittivo va contro la natura umana. Non appena le persone scendono dai piani di dieta iniziano ad ingrassare. Anche se rimangono su un piano di dieta per un po' più a lungo, i risultati cominciano a scendere. Vedere il proprio lavoro andare a rotoli può essere frustrante.

Tuttavia, ad alcune persone piace ancora seguire le diete e i rigidi piani alimentari, perché questo dà loro un senso di controllo. Sentono che stanno guidando la loro vita nella direzione che vogliono. Ma questa sensazione diventa presto controproducente quando colpiscono un altopiano. Questo non solo aggiunge all'esasperazione, ma porta anche allo stress. Ad alcune persone piace ancora attenersi alle diete poiché sentono di diventare vulnerabili una volta usciti dalla dieta. È una sensazione negativa.

Il cibo è una parte importante della vita e immaginarlo come un cattivo non funzionerà. Si dovrà scendere i piani di dieta se si vuole perdere peso e mantenerlo con successo.

Diete e piani alimentari restrittivi sono ideati per lavorare contro la costituzione umana. Il nostro corpo entra in modalità di sopravvivenza non appena abbassiamo il nostro apporto calorico. Riduce il tasso metabolico e il nostro corpo si adatta all'apporto ipocalorico. Quindi, anche se le diete possono sembrare funzionare all'inizio, diventano inefficaci per un periodo.

Se si prende un piano di dieta a breve termine, si può sentire un po' di perdita di peso. Generalmente, è il peso dell'acqua che scende ma rimbalza molto velocemente. Le persone a dieta tendono a indulgere in abbuffate a causa di istinti naturali che porta anche ad un aumento di peso in eccesso molto veloce.

Il modo migliore per perdere peso e mantenerlo per un lungo periodo è smettere di stare a dieta o seguire altri piani alimentari rigorosi. Mangiare bene e seguire un regime alimentare sano ti aiuterà molto efficacemente a perdere peso.

Così, anche se avete lo spettacolo di abbuffate dopo aver ottenuto fuori una dieta, la cosa migliore da fare non è quello di ottenere su un altro piano di dieta. Si può sentire tentati di farlo, ma è una brutta mossa. Il cibo è un requisito della vita e il nostro corpo può elaborarlo. Potete allenarvi un po' di più e gestire quelle calorie in più. Il vostro metabolismo dei grassi sarà migliore se smetterete di stressarvi per qualche caloria in più. Lo stress è un male per bruciare i grassi. Quindi, accettate il fatto di aver mangiato qualche caloria in più e andate avanti.

Quando non siete a dieta siete liberi di mangiare qualsiasi cosa, perché non ci sono restrizioni. Questo renderà i prodotti alimentari meno seducenti o attraenti per voi. Questo è il primo passo verso il successo. Si può scegliere di mangiare o non mangiare nulla senza sensi di colpa. Questo funziona meglio di qualsiasi dieta per il vostro corpo.

Le persone che hanno seguito a lungo i piani di dieta possono avere difficoltà, ma è un dato di fatto. Mettersi a dieta non porterà a risultati. Otterrete risultati solo se seguirete una sana routine alimentare.

Problemi Tecnici con i Piani di Dieta

La maggior parte dei piani di dieta si concentra su una parte del problema e cioè l'assunzione di un elevato apporto calorico. Lavorano per ridurre l'apporto calorico. Tuttavia, questa non è la cosa migliore da fare. Qualunque cosa mangiamo aggiunge calorie al nostro corpo. Quelle calorie ci aiutano a gestire il corpo e quelli extra si accumulano come grassi. Ma tutte le calorie non sono uguali. Per esempio, consideriamo i macronutrienti.

❖ **Carboidrato**

Il carboidrato è il principale combustibile energetico. Più carboidrati mangiamo più facile diventa il nostro approvvigionamento calorico. Abbassare l'assunzione di carboidrati renderà dura la produzione di energia. Quindi, abbassare l'assunzione di carboidrati con giudizio è un passo saggio.

❖ **Proteina**

L'assunzione di proteine aggiunge anche calorie ma ha una funzione molto diversa. La proteina è necessaria per la costruzione muscolare. Se si abbassa l'assunzione di proteine su una dieta allora si dovrà affrontare problemi nella costruzione muscolare. Se si abbassa troppo l'assunzione di carboidrati, il corpo inizierà a mangiare i muscoli per l'energia. Ecco perché una dieta molto rigorosa porterà alla perdita muscolare. Le proteine devono essere parte del vostro pasto in modo equilibrato.

❖ **Grasso**

Il grasso è un altro importante macronutriente. Svolge diverse funzioni importanti nel vostro corpo. Tutti gli ormoni sono fatti di colesterolo ed è un prodotto di grasso. Pertanto, il vostro corpo non può sopravvivere senza l'assunzione di grassi. Ridurre l'assunzione di grassi può rivelarsi dannoso per la salute. Elevati livelli di grassi e colesterolo possono creare problemi per voi, ma non provengono dai vostri grassi sani. Il colesterolo alimentare è sicuro. Se togliete i grassi sani dalla vostra dieta, sarà un male per la vostra salute.

Il vero problema con le diete è che generalmente tagliano tutti questi macronutrienti e quindi finiscono per rovinare la vostra salute.

L'industria di perdita di peso e le aziende produttrici di prodotti alimentari hanno proiettato il grasso come il vero diavolo. È stato stabilito nella percezione comune che se si mangia grasso, si ingrassa. È un'idea assurda. L'umanità è sopravvissuta al grasso per migliaia di anni. Il grasso è stato la principale fonte di cibo per gli esseri umani fin dall'inizio e abbiamo anche superato i secoli bui. Una cosa che è stata aggiunta molto recentemente è la causa principale del problema dell'obesità e questo è lo *zucchero raffinato.* L'umanità non ha avuto accesso allo zucchero raffinato per secoli. È una recente aggiunta al nostro cibo. In effetti, la tendenza degli alimenti trasformati è anche molto recente e la principale causa del problema. L'alta dipendenza dagli alimenti trasformati ha portato molto zucchero raffinato nelle nostre vite e da allora siamo diventati più grassi.

Le diete cercano di indirizzare il problema in modo sbagliato. È possibile ridurre l'apporto calorico, ma non può costringere il corpo a bruciare i suoi depositi di grasso, non fino a quando non ha i segnali giusti dal cervello. L'ormone principale responsabile della conservazione dei grassi è l'insulina. Fino a quando non è presente insulina nel sangue, il vostro corpo non inizierà a bruciare i depositi di grasso. L'insulina continua a inviare un segnale alle cellule adipose che c'è un'abbondanza di cibo e che hanno bisogno di conservare il grasso. Se volete bruciare i grassi, allora dovrete escogitare dei modi per garantire che il vostro rilascio di insulina venga regolato. I carboidrati aumentano facilmente i livelli di insulina. Lo zucchero raffinato incasina seriamente i livelli di insulina. Ma il grasso non porta al rilascio di insulina. Pertanto, la dieta a basso contenuto di grassi non è il problema; la dieta a basso contenuto di grassi è il vero colpevole in quanto ha un sacco di zucchero aggiunto in esso. Se si desidera ridurre il peso, è necessario regolare i livelli di insulina e l'assunzione di carboidrati. Ridurre l'assunzione di grassi e proteine causerà solo problemi.

Diete e piani alimentari rigorosi creano anche una brama di cibo in voi. Tali piani non possono essere seguiti a lungo e quando si scende tali piani, si inizia a guadagnare peso velocemente. Il modo migliore per evitare tali situazioni è smettere di seguire diete e iniziare a seguire una sana routine alimentare.

Il primo passo verso una dieta sana è ridurre al minimo il consumo di alimenti trasformati. Il vostro obiettivo non dovrebbe essere semplicemente quello di ridurre al minimo il consumo di calorie, ma di mangiare le cose giuste. È solo mangiando bene che potete perdere peso.

È importante chiarire nella vostra mente che il vostro corpo si è evoluto attraverso secoli. Ha un sistema molto sofisticato progettato per prolungare la sopravvivenza. Se avete intenzione di ridurre il peso di sopravvivenza, allora si sta dirigendo su una strada verso il fallimento e il viaggio è delimitazione di essere doloroso. Come si abbassa l'apporto calorico, il corpo abbasserà il metabolismo per garantire un minor consumo di energia. Questo gli dà più tempo per sopravvivere. L'umanità non è sopravvissuta attraverso inondazioni, siccità e carestie senza merito.

Se volete fissare il vostro peso, allora dovrete colpire il grasso nel modo giusto. Innescare gli ormoni che aiutano a bruciare i grassi è il modo migliore per garantire la perdita di peso. Il vostro corpo inizierà a bruciare le riserve di grasso solo quando sarà sicuro di non essere in pericolo o non ci sarà carenza di energia.

L'insulina è l'ormone chiave che blocca qualsiasi tipo di combustione dei grassi. Se volete perdere peso, dovrete regolare i livelli di insulina nel vostro corpo. La carenza o l'eccesso di cibo causerà solo livelli di insulina irregolari e ciò deve essere evitato a tutti i costi.

La funzione principale dell'insulina è quella di facilitare l'assorbimento del glucosio nel sangue. Gli alimenti che richiedono tempo per essere digeriti e non causano improvvisi picchi di insulina sono i migliori.

Lo zucchero raffinato è in cima alla lista degli alimenti che devono essere evitati. Se vi piace mangiare dolciumi o prodotti alimentari trasformati, i vostri livelli di insulina sono destinati ad essere irregolari. Gli alimenti ricchi di fibre sono i migliori quando si tratta di normalizzare i livelli di insulina. Richiedono tempo per essere digeriti e non causano improvvisi picchi di insulina.

La scelta di prodotti alimentari sani ricchi di fibre, minerali e vitamine vi aiuterà molto. Le verdure a foglia verde spiccano sulla lista, in quanto sono ricche di minerali e fibre e aggiungono una quantità trascurabile di calorie.

Le persone generalmente adottano la routine alimentare in quanto sono insoddisfatte del proprio corpo e vogliono riprendere il controllo. Tuttavia, le diete possono causare stress e ansia a causa del lento progresso. Portano anche alla paura di fallire, il che non fa bene né al fisico né alla mente. Le diete ti limitano e ti portano ad avere voglie di cibo che possono essere emotivamente pesanti. Mangiare qualcosa che non è sulla lista può anche lasciare il posto alla coscienza colpevole. Perdere peso in tali termini è malsano. Ci sarà sicuramente un rimbalzo anche se si perde un po' di peso attraverso tali misure.

Il modo migliore per uscire dalle diete è capire che si può perdere peso in modo sostenibile solo se si segue una routine sana, una routine che può durare a lungo e che non provoca tanta ansia mentale ed emotiva. Evitare il cibo non è la soluzione ma un problema.

Se si mangia con una dieta sana ed equilibrata, si può facilmente perdere peso.

La prima cosa da fare è evitare l'assunzione di zucchero raffinato. Ciò significa che gli alimenti trasformati dovrebbero essere consumati con grande cautela. Più si mangia prodotti alimentari naturali, meglio sarà per i vostri obiettivi di perdita di peso.

Lo zucchero raffinato crea dipendenza e crea una brama di cibo. Questo porta ad accumulando di calorie vuote che non fanno nulla oltre a chiodare i livelli di insulina. È necessario evitare tali alimenti.

Bevande gassate, bibite, bevande energetiche e alcol hanno elevate quantità di zucchero. Dovete evitarli il più possibile. Non solo aumenteranno i vostri livelli di zucchero nel sangue, ma vi faranno desiderare di più molto spesso.

Evitare cibi a basso contenuto di grassi è anche una buona idea. I cibi a basso contenuto di grassi hanno un sacco di zuccheri aggiunti, perché senza grassi il cibo inizia ad avere un cattivo sapore. Per compensare la perdita di gusto del prodotto alimentare, i produttori li caricano con zucchero aggiunto. Questa è una forte ragione per abbandonare il cibo a basso contenuto di grassi. Dovreste attenervi alla frutta, alla verdura e ai cereali integrali naturali; essi vi forniranno tutti i macronutrienti necessari e vi aiuteranno a regolare i livelli di insulina.

L'insulina è la chiave per la perdita di peso. È la chiave per la salute. Dovrete adottare prodotti alimentari che vi aiutino a tenere sotto controllo i vostri livelli di insulina.

La consapevolezza nel mangiare vi aiuterà molto nella perdita di peso. Il vostro obiettivo dovrebbe essere quello di consumare le quantità di calorie necessarie con un buon equilibrio di tutti i macronutrienti. Semplicemente ridurre le calorie non funzionerebbe. Ridurre le calorie significa ridurre le proteine e i grassi. Questo può essere malsano. Non si vuole solo perdere peso, ma anche essere in forma e in salute. Una dieta malsana non può rendervi sani.

Il modo migliore per battere il peso è rimanere felici e contenti.
Più si è disposti ad accettare il cibo, meno problemi ci saranno
per voi.

Capitolo 4: Scoprire i Modi per Sopprimere le Voglie e le Spese Eccessive

La voglia di cibo è uno dei maggiori nemici delle misure di perdita di peso. La vostra voglia di cibo può costringervi a mangiare cose malsane che portano solo all'aumento di peso. È una sensazione avvincente che porta al senso di colpa e allo stress in seguito.

Imparare ad affrontare la forte voglia di mangiare o voglie è una cosa importante. Il desiderio di cibo non nasce dal nulla. Alcune persone prendono su di sé che non possono controllare le loro voglie. Non c'è bisogno di essere così duri con voi stessi. Le voglie sono tanto un fenomeno fisiologico quanto emotivo.

Quando non si mangia da un po' di tempo, si comincia ad avere fame, è una cosa normale. Ma, ci sono momenti in cui non si è particolarmente affamati ma si ha voglia di mangiare qualcosa. Ci possono essere momenti in cui si è mangiato a sazietà, ma si vuole continuare a mangiare di più. Questo è desiderio.

La voglia di mangiare di più può nascere dal vostro eccessivo fabbisogno energetico. Tuttavia, se è così, lo saprete e non c'è motivo di preoccuparsi. Ma, se il vostro fabbisogno energetico è lo stesso e sentite ancora una frequente voglia di cibo, allora ci possono essere diverse ragioni per quello che dovete capire.

Alcune Importanti Cause di Voglie Inspiegabili

Prodotti Alimentari Sbagliati

Quasi sempre, le voglie sono per i dolci e gli alimenti trasformati. I cibi spazzatura e gli alimenti trasformati contengono molto zucchero aggiunto. Questo zucchero crea dipendenza e vi fa desiderare di più. Più li mangerete, più vorrete mangiarli. Continueranno a trascinarvi giù. Non c'è modo di aggirarli. Controllare l'assunzione di zucchero raffinato è il modo migliore per sopprimere le voglie. Se avete spesso voglia di dolci, dovreste passare alla frutta. I frutti contengono fruttosio che può essere facilmente elaborato dal vostro corpo. Oltre al fruttosio, i frutti contengono anche molta fibra. Vi sentirete soddisfatti dopo aver mangiato relativamente piccole quantità di frutta. Questo vi aiuterà a combattere le vostre voglie per i dolci.

Alimenti trasformati e veloci possono farvi desiderare di più. Contengono molte calorie vuote. L'elevata quantità di zucchero aggiunto rende questi alimenti gustosi e si vuole mangiare di più. Questi sono cibi malsani e oltre alle calorie, da questi alimenti si ottiene anche un sacco di colesterolo cattivo. Evitarli è il modo migliore per sopprimere le voglie. Più a lungo si sta lontani da questi alimenti, meno ne avrete voglia.

Squilibrio Ormonale

La leptina è un ormone importante nel vostro corpo che induce sazietà. Trasmette al cervello il segnale che hai mangiato abbastanza e che non hai bisogno di mangiare di più. Tuttavia, l'infiammazione nelle cellule adipose può portare al rilascio non regolamentato di leptina. Questo fenomeno può innescare la resistenza alla leptina e potreste avere voglie di cibo anche dopo aver mangiato. Mangiare cibi sani antinfiammatori e mantenere uno stile di vita sano può aiutare ad affrontare questo problema.

Stress

Lo stress è una delle principali cause di desiderio di cibo. Alcune persone cercano di trovare conforto nel cibo quando si trovano in situazioni stressanti. Altri trattano erroneamente il cibo come una soluzione per la loro depressione. Questo è sbagliato e uscirne è molto importante. Ignorare tali voglie può portare a un serio aumento di peso. Il cibo non può essere una soluzione ai vostri problemi emotivi. Al contrario, aggraverà i problemi emotivi in più di un modo. Ottenere aiuto dall'esperto è il modo migliore per uscire dallo stress in quanto il cibo non può essere la soluzione.

La scelta di prodotti alimentari sani su cibi spazzatura è il modo migliore per affrontare le voglie. Se avete una voglia matta di cibi specifici, cercate di sostituirli con cose simili ma sane.

Alcuni elementi che la maggior parte delle persone bramano per sono:

1. Cioccolatini: Il cioccolato è in cima alla lista quando si tratta di alimenti che provocano voglie. La carenza di magnesio nel vostro corpo può portare a voglie di cioccolato in quanto è ricco di esso. Tuttavia, ci sono molti altri alimenti sani che sono ricchi di magnesio come avocado e mandorle. Si dovrebbe optare per loro al posto del cioccolato quando si sente il bisogno.

2. Patatine fritte: il desiderio di patatine fritte può essere piuttosto forte ma è molto malsano. È altamente elaborato e aggiunge troppo sale al vostro corpo. Potete mangiare noci al posto delle patatine. Esse non solo contengono grassi sani, ma anche vi fanno sentire più pieni velocemente.

3. Pasticcini e caramelle: Questi hanno un sacco di zucchero raffinato e sono molto male per voi. Vi faranno desiderare

di più. Il modo migliore per evitare la voglia di queste cose è sostituirle con frutta come pesche, ciliegie o meloni. Frutta secca come prugne o uvetta sono anche un ottimo sostituto per caramelle e pasticcini.

4. Soda e altre bevande zuccherate: la Soda e altre bevande simili fanno male alla salute. Vi danno assuefazione e vi fanno desiderare di più. Forniscono molte calorie inutili anche se sono pubblicizzate come bevande a calorie zero. Il modo migliore per affrontare le voglie di tali bevande è sostituirle con acqua di calce fresca o tè o caffè non zuccherato.

Il Modo Migliore per Ridurre il Desiderio e il Sovraccarico

Bere Molta Acqua

Se avete voglia di qualcosa, l'acqua potabile vi aiuterà molto. L'acqua vi fa sentire più pieni e placa la voglia. È una bevanda senza calorie e vi idrata. Si può bere acqua senza il timore di caricarsi di calorie extra. Bere molta acqua non solo abbassa l'appetito ma aiuta anche nella perdita di peso. Così, prenderai due piccioni con una fava bevendo molta acqua quando sentirai la voglia di cibo. In primo luogo, sopprimerete la vostra fame e, in secondo luogo, aumenterete il vostro dispendio di energia per il riposo. Questo consuma calorie e aiuta a perdere peso più velocemente.

Mangiare Dieta Ricca Di Proteine

La dieta ricca di proteine è nota per ridurre significativamente la vostra brama di cibo. Vi fa sentire sazi più a lungo e non sentite la voglia di cibo. Mangiare una dieta ricca di proteine aiuta anche nella costruzione del muscolo che è importante mentre si sta cercando di perdere peso come la perdita di massa muscolare è più alta durante la perdita di peso.

Creare Distrazione

Il cibo può essere allettante, soprattutto quello che si desidera. Il modo migliore per evitare voglie è quello di stare lontano da tali alimenti. Se vi sentite tentati di mangiare qualcosa, allora creare una distrazione è il modo migliore per impedirvi di mangiarla. Fare una camminata veloce o impegnarsi in qualche altra attività fisica è un buon modo per evitare tali voglie. Gomme da masticare o mangiare cibi a basso contenuto calorico come le verdure può anche aiutare a frenare la voglia.

Pianificare i Vostri Pasti in Anticipo

La pianificazione è la chiave per una vita sana. Se volete fare scelte alimentari sane, allora pianificare in anticipo è la cosa migliore. In questo modo, starete lontani dalla tentazione di andare a un fast food o a un pasto elaborato. Tali alimenti non faranno altro che creare un desiderio di più e scaricare calorie vuote nel vostro sistema. Se possibile, pianificate i vostri pasti in anticipo. Preparate pasti sani e caricate il vostro frigorifero con frutta e verdura. In questo modo, è possibile evitare la tentazione di prendere le scorciatoie come fast food. Il cibo pianificato è nutriente e aiuta a sopprimere la voglia di mangiare di più.

Evitare di Rimanere Affamati a Lungo

Dovreste mantenere delle pause salutari tra un pasto e l'altro, ma non fatevi mai morire di fame a lungo. Quando si sta lontani per molto tempo, il corpo inizia a cercare energia rapida. Mangiare a intervalli pianificati vi tiene sazi e potete evitare facilmente le voglie e i morsi della fame. In definitiva, si rimane più sazi e si mangia in modo sano.

Evitare Lo Stress

Lo stress può causare forti voglie. Inoltre, quando si è stressati, il corpo inizia a rilasciare cortisolo che può portare ad un aumento di peso. Sotto stress, la gente ricorre all'abbuffata e alle voglie. Il modo migliore per affrontare questo problema è evitare lo stress. Impegnarsi in attività salutari come socializzare con amici e familiari e fare alcuni giochi all'aperto o altre attività ricreative. Questo abbassa i vostri ormoni dello stress e la vostra voglia di cibo diminuisce.

Mangiare Consapevolmente è la Chiave

La maggior parte di noi non presta molta attenzione al nostro cibo. È una parte importante della nostra vita e ha bisogno della nostra dovuta attenzione. Mangiare consapevoli ci aiuta a mangiare in modo controllato. Comprendiamo anche gli aspetti positivi e negativi del cibo che mangiamo e possiamo facilmente evitare cibi malsani. È il modo migliore per evitare di mangiare impulsivo. Mentre si sta mangiando stare lontano dalla TV o lo smartphone. Non mangiare mentre si sta lavorando sul vostro computer portatile o parlare con qualcuno come non sarà in grado di giudicare la quantità di cibo che si mangia. Quando si mangia consapevolmente, si è in grado di giudicare meglio la sazietà.

Mangiare Lentamente

Quando si ha fame, l'intestino rilascia l'ormone ghrelin. Questo ormone segnala il vostro cervello per indurre la fame. Man mano che si mangia, i livelli di grelina scendono e i livelli di leptina aumentano. L'ormone leptina segnala al vostro cervello che vi sentite soddisfatti. Tuttavia, se mangiate molto velocemente, i vostri livelli di leptina non saranno in grado di segnalare correttamente il vostro cervello. Le probabilità di eccesso di cibo aumentano in tali circostanze. Mangiare lentamente dà al vostro corpo tutto il tempo necessario per sentire il senso di sazietà e si può facilmente evitare di mangiare troppo.

Non continuate a mangiare fino a quando non vi sentirete imbottiti. L'ormone leptina può richiedere un po' di tempo per segnalare completamente il vostro cervello che siete pieni. Smettete di mangiare quando vi sentite un po' sazi, perché dopo un po' di tempo inizierete a sentirvi completamente sazi. Il vostro corpo ha bisogno di un po' di tempo per elaborare l'intera quantità di cibo che avete mangiato e quindi i segnali sono un po' in ritardo.

Il Sonno è Importante

La privazione del sonno può creare una forte voglia di mangiare. Un sonno corretto è importante non solo per il vostro corpo ma anche per i sensori dell'appetito. Se dormirete bene, vi sentirete meno affamati e potrete gestire i vostri pasti in modo sano. Un buon sonno aiuta anche a perdere peso in modo corretto, poiché il rilascio dell'ormone della crescita umano (HGH) è più forte quando si dorme. È uno degli ormoni più potenti per bruciare i grassi. Dormendo si può bruciare più grasso di quanto si possa immaginare.

Mangiare Pasti Sani

I pasti impilati con calorie vuote non solo vi lasceranno a desiderare di più, ma accumuleranno anche peso. Un pasto equilibrato con tutti i macronutrienti vi aiuterà a mantenere un corpo sano e a stare lontano dalle tentazioni. I vostri pasti devono avere un sano equilibrio di buoni carboidrati, proteine e grassi sani. Questi pasti vi aiuteranno a rimanere soddisfatti a lungo. Imballare quanta più fibra alimentare possibile nei pasti. La fibra aiuta la digestione e mantiene lo stomaco pieno a lungo. I cereali integrali e le verdure sono una buona fonte di fibre alimentari. Se amate la frutta, provate a mangiarla allo stato naturale al posto di succhiarla. I frutti interi hanno molta fibra che fa bene a voi.

Mangiare Prima Di Uscire

Non si può praticamente avere alcun controllo sui prodotti alimentari che si trovano all'esterno. Uscire a stomaco vuoto è una cattiva idea, perché si è tentati di mangiare. In questo modo, si finisce per mangiare cose malsane e si ha voglia di qualcosa di più. Se volete evitare tali tentazioni, mangiate sempre prima di uscire di casa. Anche se andate a fare la spesa, non andate mai a stomaco vuoto. Uno stomaco vuoto vi tenterà a comprare cose che non sono salutari per voi. Farete scelte alimentari molto più sagge quando non vi sentirete tentati di mangiare qualcosa immediatamente.

La perdita di peso è un processo a lungo termine. Non è qualcosa che può accadere durante la notte. Anche se si raggiunge rapidamente una significativa perdita di peso, sostenere tale successo sarà molto difficile. Fare scelte alimentari sane, evitare le voglie e mangiare troppo sono i modi migliori per perdere peso e mantenerlo con successo.

È un processo che avrà bisogno di tempo, pazienza e formazione. Tuttavia, si tratta di un processo molto sostenibile in quanto nulla è off-limits per voi. Si può mangiare tutto ciò che si desidera una volta ogni tanto. Questa libertà vi libera completamente e diventate meno suscettibili a cedere a cibi seducenti. Questo vi aiuta anche ad abbuffarvi.

Tutto quello che dovete fare è avere un po' di pazienza e iniziare a guardare il vostro cibo più da vicino. Non vedete il cibo come il vostro nemico, ma consideratelo un partner nella vostra perdita di peso. Questo punto di vista vi aiuterà molto a sopprimere il desiderio di certi cibi.

Capitolo 5: Riduzione dell'assunzione di Zucchero - Il Passo più Importante Verso la Perdita di Peso

Quando si tratta di perdita di peso niente può essere più dannoso dello zucchero aggiunto. Infatti, lo zucchero raffinato è la causa più comune di malattie nel nostro corpo. Porta all'obesità e a tutti gli altri problemi correlati come il diabete, il fegato grasso e l'ipertensione.

Una persona americana media consuma più di 145 chili di zucchero aggiunto ogni anno. Questo senza tener conto della quantità di zucchero nascosto che si consuma attraverso il pane, i biscotti, i cereali, i cracker, i vini, le bevande e gli alimenti trasformati.

Lo zucchero raffinato aumenta i livelli di insulina. Questo è un ormone che non si vuole in alta quantità galleggiante nel sangue se si è seri circa la perdita di peso. L'insulina inibisce il rilascio di ormoni che tagliano il grasso. Diversi ormoni brucia-grassi come l'adrenalina e l'HGH non possono essere prodotti se si dispone di insulina a flusso libero nel sangue.

Se il flusso sanguigno ha un'elevata quantità di insulina, i depositi di grasso si concentreranno solo sulla conservazione del grasso. Il lavoro principale dell'insulina è quello di aiutare le cellule del corpo nell'assorbimento del glucosio. Una volta che il bisogno di glucosio prontamente disponibile nel flusso sanguigno è finito, l'insulina inizia a immagazzinare energia extra sotto forma di glicogeno e poi come grasso. Un elevato rilascio di insulina può anche portare alla resistenza all'insulina. Questo è uno stato in cui le cellule smettono di rispondere prontamente all'insulina e il pancreas deve pompare sempre più insulina. Questa resistenza all'insulina porta anche al diabete di tipo 2.

Il grasso della pancia continua ad aumentare e si guadagna più peso se i livelli di insulina rimangono elevati. La ragione più comune per tali picchi di insulina è lo zucchero.

Lo zucchero raffinato è un grande problema in quanto il vostro corpo non può elaborarlo direttamente. Lo zucchero presente nei frutti è il fruttosio e il vostro corpo può elaborarlo facilmente. Il latte e i prodotti lattiero-caseari contengono zucchero sotto forma di lattosio e il vostro corpo può elaborare anche questo. Ma lo zucchero raffinato è il saccarosio e il vostro corpo non può elaborarlo facilmente. Porta ad un improvviso picco nei livelli di energia e pompa molte calorie vuote.

Il modo migliore per perdere peso è rimuovere lo zucchero raffinato o aggiunto dalla dieta quotidiana. Anche se è una cosa difficile se ci si affida troppo agli alimenti trasformati ma poi perdere peso diventa anche molto difficile per voi. Se si passa a cibi integrali e cibi naturali, ridurre la dipendenza da zucchero diventerà facile.

Alcuni Modi Efficaci per Ridurre L'assunzione di Zucchero

Leggere Attentamente le Etichette

Evitare completamente gli alimenti trasformati può essere una scelta molto difficile e poco pratica per molti. Tuttavia, si può comunque cercare di evitare il più possibile lo zucchero. Durante l'acquisto di qualsiasi cosa, leggere attentamente le etichette e cercare la quantità di zucchero presente in quel prodotto alimentare. Gli ingredienti sono elencati nell'ordine della loro quantità. Se lo zucchero è elencato nell'ordine superiore, è meglio evitare quell'elemento. Lo zucchero può essere elencato con vari nomi come zucchero aggiunto, zucchero naturale, sciroppo, fruttosio e altri nomi simili. Non sbagliare e guardare da vicino. Se è nell'ordine medio o nei ranghi più bassi, allora quel prodotto alimentare sarebbe più sicuro da consumare.

Includere più Cibi Integrali nella Vostra Dieta

Cibi integrali come frutta, verdura e cereali integrali contengono zucchero naturale e sono molto sani. Se si includono gli alimenti integrali nella vostra dieta, la vostra dipendenza o la voglia di zucchero aggiunto andrà giù. Gli alimenti integrali contengono anche molte fibre insieme allo zucchero che aiuta la digestione e ti fa sentire più pieno più a lungo.

Evitare Bevande Zuccherate

Le bevande zuccherate pompano molto zucchero nel vostro sistema. Non vi accorgereste mai della quantità di zucchero che si può consumare semplicemente bevendo due lattine di soda. L'alcol caricherà molto zucchero nel vostro sistema. Anche il caffè o il tè zuccherato contiene molto zucchero. La bevanda energetica o salutare che si beve liberamente ha anche un sacco di zucchero raffinato in esso. È facile bere molto zucchero senza sospettare. Il modo migliore per evitarlo è bere bevande non zuccherate. Il tè fresco non zuccherato al lime o il tè nero e il caffè senza zucchero sono ottimi se si vuole bere qualcosa.

Non Fatevi Trasportare dall'etichetta di Dolcificanti Naturali

Non riuscirete mai a liberarvi dalla voglia di zucchero fino al momento in cui imparerete a tagliare lo zucchero dalla vostra dieta quotidiana. I dolcificanti naturali sono semplicemente una scusa e dovrebbero essere evitati. I primi giorni sono duri e sentirete una forte voglia di mangiare lo zucchero, ma col passare del tempo vi sentirete meno propensi a mangiare lo zucchero. Le persone che credono semplicemente che passare a cose che contengono dolcificanti naturali sia un'opzione migliore finiscono per mangiare più zucchero del necessario. Evitarlo il più possibile è l'opzione più sicura. Mangiate frutta fresca se ne sentite il bisogno.

Aumentare L'Assunzione Di Proteine

Le proteine nella dieta sono molto soddisfacenti e sane. Vi aiuta a sentirvi pieni a lungo e vi guida nella lotta contro le voglie. Una dieta ricca di proteine dura a lungo in modo da non sentire le voglie di zucchero facilmente. Se sentite il bisogno di mangiare qualcosa tra una sgranocchiare qualche noce e l'altra è un'opzione migliore rispetto alla ricerca di caramelle e tavolette di cioccolato.

Aumentare i Grassi Sani nella Vostra Dieta

I prodotti alimentari contenenti grassi sani sono ottimi. Vi mantengono pieni e non aumentano i livelli di insulina. Mentre si va per i grassi sani, assicurarsi che ci si affida più su cibi integrali che semplicemente sugli oli. Gli alimenti integrali vi daranno fibre e altre sostanze nutritive insieme ai grassi e vi aiuteranno per tutto il tempo. Una dieta ricca di grassi vi aiuta anche a frenare le voglie di dolci.

Evitare La Tentazione

Il modo migliore per sbattere accidentalmente contro gli alimenti zuccherati è quello di tenerli fuori dalla vista almeno in casa. Se avete cioccolatini e caramelle a casa, è probabile che li mangiate nei momenti di debolezza. Il modo migliore è quello di sbarazzarsi di loro. Meno li vedete, meno vi sentirete inclini a mangiarli.

Non Utilizzare lo Zucchero come Scappatella di Fuga

Gli alimenti zuccherati tendono a far sentire le persone rilassate. Pertanto, le persone sviluppano una tendenza a mangiare dolci per abbassare il loro livello di stress. Questo è un modo superficiale per contrastare lo stress. Se lo stress è un problema per voi, quindi impegnarsi in attività più affidabili come esercizio, giochi e altre attività piacevoli.

Zucchero aggiunto rimarrà una preoccupazione se non si gestisce è il momento. Il modo migliore per perdere peso è quello di imparare a perdere peso in modo sano.

Capitolo 6: Adottare Alimenti Naturali per una Facile Perdita di Peso

Forse non siamo la specie più antica o la più primitiva di questa terra, ma siamo sopravvissuti per un bel po' di tempo, sia nel bene che nel male. La razza umana è sopravvissuta attraverso 'la peste nera', inondazioni e carestie, malattie mortali, e le età di nessuna cura. Abbiamo sofferto un gran numero di problemi legati alla sopravvivenza attraverso i quali abbiamo navigato, ma l'obesità non è mai stata tra questi. Eppure, oggi in questo mondo moderno, aiutato con tutto il progresso medico, stiamo affrontando un'epidemia di obesità e lottando per trovare la nostra via d'uscita.

Attualmente, 1,6 miliardi in tutto il mondo sono obesi o sovrappeso e provengono da una popolazione di 7 miliardi. È l'incredibile un quarto della razza umana colpita da problemi di peso. Mai nella storia l'intera razza umana è stata colpita da uno di questi problemi. Lo sappiamo tutti e nonostante tutte le moderne risorse mediche a nostra disposizione, non siamo in grado di fare nulla.

È semplicemente una questione di coincidenza che l'umanità abbia iniziato ad affrontare il problema dell'obesità ora? In tutta probabilità, non può essere una coincidenza. L'obesità è un risultato diretto delle nostre scelte alimentari povere, dell'eccessiva dipendenza dal cibo trasformato e delle abitudini di vita malsane. Pertanto, la soluzione sta anche nel correggere lo stesso.

La più grande ragione dietro l'epidemia di obesità è stata un'eccessiva dipendenza dal cibo trasformato. In precedenza, il nostro cibo era basico e semplice. Abbiamo mangiato il cibo il più vicino possibile alla sua forma naturale. Era puro e non trasformato. Oggi mangiamo alimenti altamente trasformati adulterati con dolcificanti e grassi artificiali. Questo ci rende grassi e malati. La soluzione al problema sta nel correggere le nostre scelte alimentari e tornare agli alimenti naturali.

Gli alimenti naturali possono aiutarci a mantenere il nostro peso sotto controllo e ridurlo. Li abbiamo consumati in modo sicuro per migliaia di anni senza problemi di obesità. Gli alimenti naturali sono ricchi di diversi vantaggi che ci aiutano a rimanere in forma.

Alcuni dei Vantaggi del Consumo di Alimenti Naturali

Confezionato con Nutrizione

Gli alimenti naturali sono ricchi di nutrizione e possono aiutarci con la perdita di peso. Il cibo, nella sua forma naturale, viene caricato con macronutrienti e micronutrienti. L'elaborazione del cibo erode i micronutrienti nel cibo. Senza micronutrienti adeguati, il cibo perde i suoi benefici per la salute. Un alimento a basso contenuto di micronutrienti è meno appagante e quindi porta all'eccesso di cibo. Mangiare cibi naturali come frutta intera, verdura e cereali integrali può aiutarti a ottenere i micronutrienti e il materiale di traccia.

Contenuto Proteico Intatto

Il cibo altamente trasformato perde il suo contenuto proteico. O il contenuto proteico viene eroso nella lavorazione o diventa molto difficile da digerire. Diversi studi hanno dimostrato che la lavorazione degli alimenti rende diversi aminoacidi essenziali come lisina, triptofano, metionina e cisteina meno disponibili per il corpo. Lo zucchero e i grassi negli alimenti trasformati reagiscono con le proteine e lo rendono complesso per la digestione umana. D'altra parte, il cibo naturale ricco di proteine è ricco di proteine e basso contenuto di calorie, il che lo rende migliore per la perdita di peso.

Alta Quantità di Fibra Alimentare

La fibra è una delle cose più essenziali che aiutano nella perdita di peso. Aiuta la digestione e regola l'appetito. Gli alimenti naturali hanno un sacco di fibre in loro rispetto agli alimenti trasformati. Questo rende il cibo naturale un'ottima scelta per una facile perdita di peso.

Gli Alimenti Naturali Aumentano Il Vostro Tempo Di Mangiare

Il cibo nella sua forma naturale è più fibroso e richiede più tempo per essere mangiato. Dovete masticarlo di più, così il tempo di mangiare aumenta. Sappiamo che più tempo impieghiamo per mangiare il nostro cibo, meno saremo inclini a mangiare di più. La leptina, il nostro ormone della sazietà sarà in grado di innescare la pienezza al cervello. Questo nega il rischio di eccesso di cibo. Mentre il cibo trasformato è facile da mangiare, quindi potete facilmente mangiarne troppo. Porta ad un inutile accumulo di calorie.

I Cibi Reali Sono Ricchi di Polifenoli

Il polifenolo negli alimenti a base vegetale è una ricca fonte di antiossidanti. Vi aiutano a combattere l'infiammazione e aiutano anche a perdere peso. Diversi flavonoidi nei cibi reali danno una vera spinta agli ormoni brucia grassi e la perdita di peso diventa facile.

Nessun Zucchero Raffinato negli Alimenti Naturali

Lo zucchero raffinato è alla base di questa epidemia di obesità. Gli alimenti naturali interi possono contenere un po' di zucchero naturale ma è completamente innocuo; tuttavia, non contengono zucchero raffinato. Questo rende il cibo naturale migliore per la perdita di peso.

Lo zucchero raffinato aggiunge solo calorie vuote e lascia il posto alle voglie. I cibi più naturali si consumano maggiori sono le probabilità che vi stare lontani da voglie.

Zero Grassi Trans Artificiali

Il grasso trans artificiale è uno dei doni più pericolosi dell'industria alimentare trasformata. È stato progettato per aumentare la durata di conservazione dei prodotti alimentari e aiuta direttamente l'aumento di peso e grasso della pancia. Gli esperimenti hanno dimostrato che gli animali che assumono grassi trans hanno guadagnato grasso della pancia molto più velocemente. I grassi trans artificiali portano anche a diverse complicazioni come il diabete di tipo 2, le malattie cardiache e altri disturbi. Gli alimenti naturali hanno zero grassi trans; sono completamente sicuri. Gli alimenti trasformati, d'altra parte, possono essere venduti come zero grassi trans, ma gli oli utilizzati in essi sviluppano le proprietà negative.

Il Cibo Naturale è Voluminoso, ma a Basso Contenuto di Calorie

La cosa migliore dei cibi naturali è che puoi mangiarli a piacere senza preoccuparti di fare scorta di calorie. Gli alimenti naturali possono apparire più in quantità ma sono a basso contenuto di calorie. Mentre gli alimenti trasformati sono ricchi di zuccheri aggiunti e quindi forniscono più calorie anche in piccole porzioni.

Si aumenta di peso anche mangiando piccole quantità di cibo trattato.

Gli alimenti naturali sono nutrienti, sani e aiutano nella perdita di peso. Non aggiungono calorie vuote al sistema e richiedono un alto tasso metabolico per bruciarli. Questo rende la scelta giusta per la perdita di peso. Se siete veramente seri riguardo alla perdita di peso, allora abbandonare gli alimenti trasformati dovrebbe essere il modo e non contare le calorie nel cibo. Non è la quantità di cibo, ma la qualità della nutrizione che conta di più nella perdita di peso.

Capitolo 7: Piano Alimentare Naturale per la Perdita di Peso

La disperazione per perdere peso ha preso una forma di panico. Le persone sembrano avere fretta di perdere peso velocemente e sono pronte ad applicare qualsiasi trucco per questo. Questo dà un'occasione d'oro per l'industria di perdita di peso in ingannare la gente a credere che essi possono perdere peso attraverso trucchi.

Ci sono alcune cose importanti da ricordare se si vuole veramente perdere peso.

- La perdita di peso è molto semplice. Non è un compito erculeo. È possibile ridurre efficacemente il peso se ci si mette il cuore e la mente.
- Mantenere basso il consumo di energia e cercare di bruciare più calorie.
- Prestare maggiore attenzione alla qualità del cibo piuttosto che alla quantità in quanto è il tuo corpo che deve elaborare quel cibo in seguito.
- Non correre dietro il gusto e andare per scelte alimentari sane.
- Consumare i macronutrienti in modo equilibrato è molto importante. È necessario scegliere buoni prodotti alimentari per ottenere i macronutrienti.

I 3 principali macronutrienti

Carboidrati

Scegliete i Carboidrati Complessi Non Raffinati

I cereali integrali sono i migliori quando si tratta di consumare carboidrati complessi non raffinati. Sono pieni di fibre e insieme all'energia forniscono anche molti minerali essenziali. Trascurare completamente i carboidrati dalle vostre diete non è una politica sana a lungo termine.

Alcuni esperti alimentari classificano i carboidrati come il male principale e la causa dei problemi di peso. Questo non è completamente vero. La fonte di carboidrati è il problema principale. Se si stanno ottenendo i carboidrati da farine raffinate, zucchero, e altre cose del genere, allora è sicuramente male. Tuttavia, i carboidrati ottenuti da cereali integrali non sono solo buoni ma anche essenziali.

Cereali integrali, verdure amidacee, legumi, frutta e latticini forniscono molti carboidrati. Insieme ai carboidrati, si ottengono anche fibre, minerali traccia essenziali e vitamine. Questi macro e micronutrienti sono molto importanti per la vostra salute. Tuttavia, si dovrebbe ricordare che i carboidrati sono una facile fonte di energia per il vostro corpo. Il vostro corpo ama correre con il carburante a base di carboidrati e fintanto che continua ad avere un rifornimento di carboidrati pronti, non passerà a bruciare i grassi. Perciò, il consumo di carboidrato non deve essere alto. Dovreste mangiare carboidrati con moderazione.

Le verdure a foglia verde e le verdure crocifere sono un'eccezione qui. Potete mangiarle in quantità illimitate. Le verdure sono voluminose e offrono pochissime calorie. Aggiungono molta fibra sana al vostro intestino e sono ricche di vitamine e minerali. Dovete mangiare almeno 5-7 tazze di verdure al giorno.

Anche i frutti interi sono ottimi. Portano un sacco di vitamine e minerali essenziali per la vostra salute. Un corpo privo di nutrienti non può mai essere un corpo sano. Si avrebbe bisogno il giusto mix di vitamine e minerali provenienti da fonti naturali e frutti sono grandi per questo. Sono dolci e gustosi. Rendono il cibo delizioso. Vi aiutano a stare lontani dai dolcificanti artificiali e non provocano voglie.

I prodotti lattiero-caseari sono anche essenziali e forniscono anche vitamine e minerali. Potete consumare latticini in quantità moderate.

Proteina

Le proteine sono essenziali per la vostra crescita. La perdita di peso può anche causare la perdita muscolare, poiché il corpo inizia a mangiare i muscoli per primo quando le riserve di energia sono esaurite. L'assunzione di proteine è essenziale per compensare la perdita di massa muscolare. Potete mangiare proteine a base vegetale e animale. Entrambi sono buoni per voi e hanno i loro effetti positivi.

Le proteine animali sono la fonte superiore di proteine. Pesce, pollame carne bianca e carni magre sono i migliori quando si tratta di proteine animali.

Pesce

I pesci di mare catturati in natura, come salmone, sardine, aringhe, sgombri e trote, sono tra i migliori pesci da mangiare. Sono pieni di proteine e acidi grassi omega-3. Essi forniscono un sacco di proteine e aiutano anche nella perdita di peso. Tuttavia, si può andare anche per altri pesci e frutti di mare. Mangiare pesce fresco-non in scatola-è il migliore in tutte le circostanze.

Ma se volete comprare pesce in scatola, scegliete le varietà a basso contenuto di sale.

Pollame

La carne bianca è magra e si può mangiare liberamente. Pollo senza pelle non è solo gustoso è anche sano. Si ottiene un sacco di proteine ed è facile da cucinare.

Uovo

Le uova sono il meglio quando si tratta di alimenti per la perdita di peso. Ha un sacco di proteine e grassi - un mix perfettamente bilanciato che garantirà una crescita ottimale e la perdita di peso.

Carni Magre

Quando si tratta di carni rosse, è necessario essere un po' cauti. Il pericolo di mangiare troppo è sempre lì. Ricordate sempre che le proteine devono essere una parte importante della vostra dieta quotidiana, ma mangiare proteine in eccesso significherebbe anche sovraccaricare il vostro corpo di calorie.

Proteine Vegetali

Non c'è dubbio che la carne sia una fonte di proteine relativamente più ricca. Tuttavia, la proteina a base vegetale ha i suoi vantaggi unici. Le proteine vegetali ottenute da legumi e lenticchie sono ricche di fitonutrienti e fibre che abbassano il colesterolo. Quindi, anche se si vuole attenersi a una dieta vegetariana, si hanno un sacco di opzioni per ottenere una sana dose di proteine.

Grasso

Il grasso è stato il cibo preferito dell'umanità per secoli. I nostri corpi favoriscono il grasso in quanto è una fonte di energia ricca e duratura e questo è il motivo per cui il nostro corpo è sempre così appassionato di immagazzinare energia come grasso viscerale. I grassi sani sono un bene per il vostro corpo in quanto causano il minor numero di picchi di insulina. Mangiare una dieta ricca di grassi assicura che il vostro corpo passi più velocemente a bruciare il combustibile grasso nel vostro corpo.

È possibile ottenere grassi sani da pesce grasso, noci, semi, frutta come avocado, formaggio, uova, olive, ecc.

È sempre meglio evitare grassi di bassa qualità come oli idrogenati o oli raffinati. Cercate sempre di consumare la massima quantità di grassi attraverso il cibo e non attraverso l'olio. Anche l'olio d'oliva in grandi quantità non è buono. Quando si consumano cibi ricchi di grassi si consumano anche altre cose sane come la fibra che aiutano nella digestione.

Il cibo ricco di grassi vi mantiene sazi a lungo e l'assunzione di cibo diminuisce. Le vostre voglie giungono al termine e si può vivere una vita migliore e più contenuti.

C'è un numero illimitato di materiali sparsi ovunque per quanto riguarda le proporzioni in cui si possono consumare questi macronutrienti. Tuttavia, diversi studi hanno dimostrato che non è la quantità di cibo che si mangia che conta nella perdita di peso, ma la sua qualità. Se mangiate cibi ricchi e di qualità e vi sentite soddisfatti, la perdita di peso sarà più efficace.

La chiave per la perdita di peso sostenibile è quello di mangiare una dieta equilibrata e sentirsi positivo su di esso. Più si rimane stressati dal proprio peso, più lenta sarà la perdita di peso.

55

Capitolo 8: Idee Facili per Colazione, Pranzo e Cena

Ricette Per La Colazione

Frittata Vegetariana

Per 2 persone
Dimensione della porzione: ½ Frittata

Ingredienti:

- 1 carota, sbucciata e triturata
- ½ peperone a fette sottili
- ½ cipolla tagliata a fette sottili
- 5-6 pomodorini, a metà
- 2 foglie di cavolo, diraspate e tagliate sottilmente
- 5 uova
- Pepe nero, macinato fresco
- Olio di cocco per cucinare

Istruzioni Di Cottura:

- Preriscaldare il forno a 180° C.
- Versare un po' di olio di cocco in una padella da forno da 8-9 pollici. Mettilo a fuoco medio.
- Una volta che l'olio è caldo, aggiungere tutte le verdure a fette nella padella.
- Rosolare le verdure fino a quando non sono morbide e marroni.

- Mentre le verdure sono sempre cotte, sbattere le uova in una ciotola a parte fino a quando schiumoso. Condire il pepe nero appena macinato.
- Una volta che le verdure sono morbide e marroni, versare le uova nella padella lentamente.
- Ridurre il fuoco e cuocere a fuoco medio-basso per 5-7 minuti.
- Senza mescolare, cuocere le uova fino a quando non iniziano a mettere nella padella.
- Una volta fatto, trasferire la padella al forno e cuocere per oltre 10 minuti o quando si inizia a notare uno strato marrone dorato sulla parte superiore.
- Togliere la padella dal forno e tagliarla per servire.

Patate Dolci e Uova

Per 2 persone
Porzione: 2 uova con Hash

Ingredienti:

- 1 grande patata dolce, sbucciata e triturata
- 4 uova grandi
- 1 gr di cipolla in polvere
- 1 gr di aglio in polvere
- 1 gr di sale marino
- 2 gr di prezzemolo secco
- 2 gr di pepe nero, macinato fresco
- Olio di cocco per cucinare

Istruzioni Di Cottura

- Mescolare la patata dolce tritata con le spezie in una grande ciotola.
- Aggiungere un po' di olio di cocco in una padella grande e portarlo a fuoco medio-alto.
- Aggiungere l'hash nella padella e lanciare per un breve periodo.
- Coprire il coperchio e portare il calore a medio.
- Lasciare cuocere le patate dolci per almeno 5-7 minuti. Continuare a mescolare per evitare di bruciare.
- Piastra l'hash su due piatti.
- Cuocere le uova secondo il vostro gradimento.
- Godetevi una colazione salata con hash e uova

Tortini Di Zucca Caldi

Per persone: 8
Dimensione Della Porzione: 2 Tortini

Ingredienti:

- 600 gr di zucca, in purea
- 60 gr di cavolo, tritato
- 60 gr di farina di mandorle
- 16 gr di semi di sesamo
- 16 gr di semi di chia
- 1 gr di sale
- 1 gr di pepe
- 1 gr di pepe rosso schiacciato
- 1 gr di curcuma
- 1 gr di cumino
- 2 uova, leggermente sbattute
- Olio di cocco per cucinare

Istruzioni Di Cottura:

- Preriscaldare il forno a 180° C.
- Versare un po' di olio di cocco in una grande padella e portarlo a fuoco medio-alto.
- Aggiungere il cavolo tritato fino a quando diventa croccante.
- Prendete una ciotola grande e versateci dentro la purea di zucca.
- Aggiungere i semi nella ciotola insieme alle spezie macinate.
- Piegare le uova e il cavolo ricotto nella miscela di zucca.
- Preparare una teglia da forno e spruzzarla con spray da cucina antiaderente.

- Lasciate cadere sulla teglia da forno cucchiai da tavola ammucchiando cucchiai di miscela di zucca.
- Cuocere per circa mezz'ora.
- Tirare fuori le polpette quando diventano sode e dorate.
- Servire questi deliziosi tortini caldi.

Ricette Per Il Pranzo

Frittelle di Zucchine e Patate Dolci

Per 2 persone
Dimensione Della Porzione: 2 Frittelle

Ingredienti:

- 1 tazza di patata dolce, sbucciata e triturata
- 100 gr di zucchine, triturate
- 1 uovo, leggermente sbattuto
- 2 gr di prezzemolo secco
- 0.50 gr di cumino
- 10 gr di farina di cocco
- 2 gr di aglio in polvere
- Sale marino e pepe macinato fresco a piacere
- Olio per cucinare

Istruzioni Di Cottura:

- Per ottenere delle frittelle perfettamente dorate, strizzate il liquido delle zucchine triturate e lasciatele riposare su un tovagliolo di carta per un po' di tempo per assorbire i succhi rimasti.
- Mescolare le zucchine tagliuzzate con la patata dolce tritata e l'uovo. Mescolare molto bene.
- In una ciotola separata, mescolare la farina di cocco e le spezie. Aggiungere questa miscela alla ciotola di zucchine.
- Scaldare l'olio in una padella antiaderente a fuoco medio-alto.
- Dividete il vostro mix di zucchine in quattro porzioni uguali e mettetele in padella.

- Con la spatola, premere leggermente la miscela di zucchine non più di mezzo pollice.
- Cuocere le porzioni fino a quando non diventano dorate. Una volta pronti da un lato, capovolgerli.
- Toglierli su un tovagliolo di carta per assorbire l'olio extra.
- Servire caldi.

Bocconcini Di Pollo Aromatici

Per 3-4 persone
Dimensione della porzione: 6-7 morsi di pollo

Ingredienti:

- 450 gr di pollo, senza pelle e disossato
- 60 ml di acqua
- 60 gr di farina di mandorle
- 3 gr di pepe di cayenna
- 3 gr di paprika
- 4 gr di aglio in polvere
- 0.50 gr di pepe rosso schiacciato
- 0.50 gr di peperoncino in polvere
- 1 gr di sale marino
- 20 ml Condimento italiano

Istruzioni Di Cottura:

- Preriscaldare il forno a 200° C.
- Preparare una teglia di metallo e rivestirla con spray antiaderente.
- Preparare la farina di mandorle e mescolare le spezie in una ciotola.
- In una ciotola separata, sbattere l'uovo e l'acqua insieme.
- Tagliare il pollo a pezzettini.
- Rivestire ogni pezzo di pollo nella miscela di uova e poi lasciarlo cadere nella miscela di spezie.
- Ripetere il processo con tutti i pezzi di pollo
- Iniziare a posare i pezzi di pollo rivestiti di spezie sulla teglia.
- Cuocere i pezzi per un po' su un lato e poi capovolgerli.

- Cuocere tutti i pezzi per circa mezz'ora o fino a quando diventano croccanti e dorati.
- Servire immediatamente i deliziosi morsi di pollo.

Insalata di Avocado con Uova

Per 2 persone
Dimensione della porzione: 5-6 once

Ingredienti:

- 1 avocado, maturo
- 2 uova, bollite
- 1 pomodoro, piccolo
- Del coriandolo
- 1 limone fresco, spremuto
- Sale marino e pepe qb

Istruzioni Di Cottura:

- Tagliare l'avocado, le uova, il pomodoro e il coriandolo in piccoli pezzi.
- Mescolare in una ciotola e aggiungere il succo di limone, sale e pepe al mix.
- Gettateli bene in modo che il succo di limone, il sale e il pepe si mescolino bene.
- Servire in cima a verdure di insalata o spinaci per bambini.

Cena

Salmone Dei Caraibi

Per 4 persone
Dimensione della porzione: 4-6 once di salmone

Ingredienti:

- 1 kg di filetti di salmone
- 1 spicchio d'aglio, tritato
- 2 gr di sale marino
- 2 gr di paprika
- 0.50 gr di pepe nero
- 0.50 gr di origano
- 1 gr di cumino
- 2 gr di cipolla in polvere
- 0.50 gr di peperoncino in polvere
- 1 gr di timo
- Olio di cocco

Salsa Di Mango

- 1 mango maturo, tagliato a dadini
- 1 avocado, tagliato a dadini
- 60 gr di pomodori, tagliati a dadini
- 60 gr di cipolla rossa, tagliata a dadini
- 4 gr di coriandolo, tagliato a dadini
- 1 jalapeno, senza seminato e tagliato a dadini
- ½ Lime, spremuto
- Sale qb

Istruzioni Di Cottura:

- Preparare prima la salsa. Unire tutti gli ingredienti in una ciotola e conservarli in frigorifero fino a quando necessario.
- Preriscaldare la griglia.
- Mescolare bene tutte le spezie in una ciotola.
- Rivestire correttamente i filetti di salmone con l'olio di cocco, assicurando che tutti i lati siano rivestiti.
- Strofinare correttamente il mix di spezie sul pesce.
- Mettere i filetti di salmone con il lato della pelle verso il basso sulla padella.
- Coprite e lasciate cuocere per circa 3 minuti.
- Capovolgere con cautela i filetti di salmone e ridurre il calore al minimo.
- Coprire di nuovo e cuocere per circa 5 minuti.
- Servire i filetti di salmone sul letto di verdure e salsa di mango sulla parte superiore.

Tacos Di Pollo Di Strada

Per 4 persone
Dimensione della porzione: 1 tazza

Ingredienti:

- 450 gr di pollo disossato
- 1 testa di lattuga
- 1 scatoletta di pomodori a dadini
- 1 cipolla, tagliata a dadini
- 140 gr di olive, tritate
- Coriandolo tritato
- Salsa piccante
- 20 ml di condimento per taco

Istruzioni Di Cottura:

- Mettete il pollo in una pentola di coccio.
- Aggiungere i pomodori a dadini insieme al condimento taco al coccio.
- Coprire la pentola e cuocere fino a quando non diventa tenera e completamente cotta. Questo dovrebbe richiedere circa due ore.
- Tirare fuori il pollo. Sminuzzare e servire in involtini di lattuga. Aggiungete cipolla, coriandolo, olive e salsa piccante secondo il vostro gusto.

Capitolo 9: Frutta per Rendere Sostenibile la Perdita di Peso

Il cibo sano è più equilibrato e manca di dolcificanti artificiali per aggiungere gusto, ma a volte può diventare noioso. Tuttavia, è molto importante che manteniate sempre il vostro cibo interessante, altrimenti mantenerlo a lungo diventerebbe difficile. I frutti sono un grande sollievo in tali circostanze. I frutti aggiungono sapore al vostro cibo e lo rendono interessante. Avete la possibilità di aggiungere un sacco di frutta alla vostra dieta e il vostro regime di perdita di peso non rimarrebbe più blando e noioso.

Alcuni dei frutti che rendono il vostro cibo interessante e vi danno immensi benefici per la perdita di peso sono:

Mela

Abbiamo sentito l'antico detto 'una mela al giorno toglie il medico di torno'. Ha un certo significato quando si tratta di perdita di peso. La mela è un superfrutto ricco di benefici. Il più grande vantaggio di mangiare questo frutto croccante e delizioso è che ti dà un sacco di fibre. Sono gustose e vi dà un motivo in più per mangiarle. Oltre a questi, le mele sono piene di antiossidanti e fitonutrienti anche. Aiutano il vostro corpo a combattere i radicali liberi nel vostro corpo. Studi controllati hanno dimostrato che mangiare la mela può portare a una sostanziale perdita di peso rispetto ad altri cereali integrali come l'avena.

Banana

La banana è un frutto denso di sostanze nutritive. Questo frutto ricco di potassio può venire come salvatore quando si ha una forte voglia di mangiare dolci. Questo dolce frutto vi fa sentire più pieni senza lo svantaggio di caricarvi di calorie vuote.

Si può mangiare tra i pasti ogni volta che si sente la voglia di spuntino. È sano e nutriente.

Mirtillo

I mirtilli sono ricchi di acqua e fibre e rappresentano un'ottima scelta per un regime di perdita di peso. L'alto contenuto di acqua e fibre in questa bacca aiuta a ridurre l'appetito e aiuta gli sforzi per la perdita di peso. È ricco di antiossidanti e aiuta a combattere i radicali liberi. Quindi, non solo aiuta a dimagrire ma fornisce anche proprietà antiossidanti.

Pompelmo

Questo frutto aspro è una scelta eccellente se volete gestire bene l'appetito. È pieno di fibre e mangiare pompelmo nella sua forma naturale aiuta a tenere a bada la fame. Si ottiene anche un sacco di acqua e fibra attraverso questo frutto aspro.

Pera

Se controllare le voglie di cibo e tenere sotto controllo l'appetito è una sfida per voi, allora si può colpire l'oro con la pera. Si tratta di un frutto ricco di fibre che ti aiuta a mantenere la digestione funzionante. La fibra nelle pere aiuta il vostro corpo a digerire abbastanza bene la nutrizione da tutti gli altri alimenti. Aiuta anche a controllare le vostre voglie.

Semi Di Melograno

Questo frutto ha incredibili benefici per la salute in serbo così come le capacità di perdita di peso. Prima di tutto, il melograno è caricato con potassio. Avete bisogno di un sacco di potassio su base giornaliera per una vita sana. Mangiare melograno su base regolare può aiutare a soddisfare tali esigenze. Il melograno è anche pieno di antiossidanti che aiutano a migliorare il flusso sanguigno e diminuire i livelli nocivi di lipoproteine a bassa densità (LDL). Il più grande vantaggio di perdita di peso di melograno risiede nella sua capacità di aumentare il metabolismo. Elevate quantità di polifenoli e antiossidanti aiutano a migliorare il metabolismo e si è in grado di bruciare calorie in modo più efficace. Questo frutto dolce aiuta anche a regolare l'appetito. Dovete considerare la possibilità di mantenere questo frutto nel vostro piano alimentare.

Arancia

Questo agrume è uno dei migliori quando si tratta di perdita di peso. Se volete dare una spinta al vostro metabolismo, mangiare arance è la strategia migliore. Le arance sono piene di tiamina, vitamina C e folato. Aumentano il metabolismo e aumentano la capacità di bruciare calorie. Se siete tormentati dalla voglia di cibo, o se amate il sapore dolce e piccante, allora anche le arance fanno al caso vostro.

Come parola di cautela, limitatevi a mangiare la frutta al posto di berla come succo. La polpa e la fibra sono le più utili per il vostro corpo, quindi non ha senso sprecarle.

Kiwi

È un superfood ed eccellente per la perdita di peso. È pieno di fibra insolubile che aiuta molto la digestione. Contiene anche molta fibra solubile che vi aiuta anche a sentirvi pieni più a lungo. Questo frutto dolce e piccante è pieno di nutrimento.

Papaya

La papaia è il frutto perfetto per la perdita di peso in quanto contiene un enzima chiamato papaina che aiuta il sistema digestivo. È anche pieno di antiossidanti, flavonoidi e vitamina C che aggiungono grandi benefici alla vostra salute. Dovete tenerne conto nella vostra assunzione giornaliera di frutta.

Guava

È un frutto importante anche per chi non può mangiare frutti dolci a causa del diabete. Il Guava è basso nell'indice glicemico e quindi anche le persone che soffrono di diabete possono mangiarlo. È ricco di fibre e aiuta notevolmente la digestione. Se la stitichezza vi disturba molto, il guava è la risposta ai vostri problemi. Il contenuto di fibre di guava aumenta il metabolismo e aiuta nella perdita di peso.

Capitolo 10: Assicuratevi che i Grassi Brucino e Prevenite la Perdita di Massa Muscolare Mangiando Correttamente

Se si vuole perdere peso e mantenerlo a lungo termine, allora si dovrà fare qualcosa di più di qualche aggiustamento. La perdita di peso sostenibile richiede cambiamenti sani nel vostro stile di vita. La perdita di peso può essere sostenibile solo se seguite queste cose come parte del vostro stile di vita. Trucchi rapidi non funzionano in questo settore. La maggior parte dei cambiamenti di stile di vita richiesti sono semplici abitudini sane. Non richiederebbero molto del vostro tempo o sforzo. Avete semplicemente bisogno di seguirli consapevolmente. Sarete testimoni che perdere e mantenere il peso non è mai stato così facile.

Cose Importanti da Seguire

Mangiare Adeguate Quantità di Proteine al Giorno

Quando il vostro corpo inizia il catabolismo o il processo di mangiare se stesso per ridurre il peso semplicemente non taglia il grasso, c'è anche una sostanziale perdita di massa muscolare. È una cosa inevitabile ma non pericolosa se si è pronti a integrare i muscoli persi con un adeguato apporto di proteine.

È necessario mangiare un minimo di 56 grammi di proteine per gli uomini e 46 grammi di proteine per le donne. Si può facilmente mangiare tutta questa proteina senza stressarsi su nulla. Una piccola porzione di carne delle dimensioni del palmo della mano ha molte più proteine di quella.

Dovreste concentrarvi sul consumo di proteine di alta qualità. Pesce, uova, carne magra, pollame, lenticchie, tofu e latticini–tutti hanno le proteine necessarie. La cosa importante è non perdere mai la dose giornaliera di proteine.

Mangiare un Sacco di Frutta e Verdura

Frutta e verdura sono i vostri migliori partner quando si tratta di perdita di peso. Sono a basso contenuto di calorie e ad alto contenuto di fibre, minerali, vitamine e sostanze nutritive. Vi aiutano anche a tenere a bada la fame e le voglie. Vi fanno sentire più pieni e più soddisfatti senza riempirvi di calorie extra.

Ricordate che una sana perdita di peso non significa solo ridurre l'apporto calorico, ma anche sentirsi bene e soddisfatti. Se l'assunzione di frutta e verdura è elevata, non vi sentirete mai come se steste morendo di fame per aver perso un po' di peso. Questa sensazione di soddisfazione vi aiuterà molto di più nella perdita di peso rispetto a qualche tecnica di deprivazione di calorie.

Ridurre L'Assunzione Di Carboidrati

I carboidrati forniscono energia facile al vostro corpo. Sono la principale fonte di carburante per il vostro sistema. Tuttavia, l'elevato apporto di carboidrati nella dieta può ostacolare i vostri sforzi di perdita di peso. Un delicato equilibrio dovrebbe essere seguito qui. Si dovrebbe evitare di mangiare carboidrati raffinati e passare a carboidrati complessi non raffinati come i cereali integrali. Sono lenti da digerire e riducono il rischio di eccesso di apporto calorico. Evitare completamente i carboidrati può essere difficile, poiché le vostre scelte alimentari sono troppo limitate. La dieta a base di carboidrati integrali contiene anche alcuni importanti oligoelementi. Quindi, mangiate i carboidrati con moderazione e state lontani dai carboidrati raffinati.

Fare Esercizi Cardio

Gli esercizi cardiaci sono i migliori quando si tratta di bruciare calorie e mantenere la massa muscolare magra.

Si dovrebbe mirare per almeno 150 minuti di cardio ogni settimana. L'esecuzione del cardio a media intensità aiuta ad aumentare la frequenza cardiaca e la respirazione. Tuttavia, non sforzatevi troppo.

Camminare o correre, andare in bicicletta, nuotare o ballare sono buoni esercizi cardio.

Allenamento Con I Pesi

Il modo migliore per mantenere la massa muscolare e costruire la massa muscolare magra è quello di impegnarsi in allenamento con i pesi.

L'allenamento con i pesi o l'allenamento di forza dovrebbe essere fatto solo per 20-30 minuti in un tratto.

Si dovrebbe cercare di lavorare su ogni muscolo principale durante ogni allenamento.

Attività come il sollevamento pesi, esercizi isotermici, yoga e pilates fanno bene.

Si dovrebbe iniziare l'allenamento con i pesi bassi e poi aumentare il peso ad ogni ripetizione. Iniziare la routine con pesi pesanti può portare a lesioni.

Esercitarsi con i pesi almeno ad un intervallo di un giorno. Questo darà ai vostri muscoli il tempo di riprendersi.

Ottenere Il Sonno Adeguato

Il sonno è molto importante quando si tratta di perdere peso. La mancanza di sonno può portare allo stress e la perdita di peso può arrestarsi. Un adeguato tempo di sonno assicura anche il rilascio ottimale di HGH, che è un importante ormone che brucia i grassi.

La mancanza di sonno influisce negativamente sulla salute e sulla perdita di peso.

Seguendo uno stile di vita sano e un regime alimentare sano vi assicurerete di perdere peso a un ritmo costante e di mantenerlo. Si tratta di una misura a lungo termine e garantisce non solo di perdere peso, ma anche di rimanere felici e contenti.

Se seguirete uno stile di vita sano perderete peso e aumenterete anche la massa muscolare magra. Tuttavia, l'obiettivo della vostra vita non dovrebbe essere solo perdere peso e rimanere felici. Cercate di trovare la felicità in ogni modo possibile. Più sarete felici e contenti, più facile sarà per voi perdere peso e rimanere in forma.

Conclusione

Grazie per essere arrivati alla fine di questo libro. Speriamo che sia stato informativo e in grado di fornirvi tutti gli strumenti necessari per raggiungere i vostri obiettivi di perdita di peso. L'eccesso di peso è un problema, ma non è qualcosa che non si può gestire senza il panico. Ridurre il peso sotto sforzo e il peso sarà difficile. La perdita di peso sotto le diete di moda e i rigidi piani alimentari non portano ai risultati desiderati.

Queste sono le cose più importanti che dovete capire prima di iniziare il vostro viaggio di perdita di peso.

Combattere il cibo non è il modo giusto per perdere peso. Questo libro ha cercato di spiegare questo fatto molto semplice. Se si vuole perdere peso in modo efficace e mantenerlo per un periodo più lungo, allora può accadere solo facendo le giuste scelte alimentari. La perdita di peso è un processo completo. Avrete bisogno di portare il vostro agire insieme. La perdita di peso sostenuta richiederà un cambiamento positivo nello stile di vita e nelle abitudini alimentari.

Questo libro ha cercato di dimostrare che non è difficile. Si può fare un cambiamento positivo nelle vostre scelte alimentari facilmente e che avrà un impatto importante sul vostro peso.

Selezionando il giusto tipo di prodotti alimentari è più importante di essere eccessivamente cauti circa il numero di calorie che si mangia. Le diete ipocaloriche non possono avere un impatto a lungo termine sul peso. Se volete ridurre il vostro peso, dovrete imparare a capire e ad accettare le qualità del cibo che mangiate.

Questo libro getta luce sui prodotti alimentari sani che dovrebbero essere inclusi in una dieta di perdita di peso. Spiega anche i modi in cui i cibi giusti influenzeranno il vostro eccesso di peso.

La maggior parte delle persone ha combattuto la battaglia per la perdita di peso sul fronte sbagliato. Hanno passato molto tempo a contare calorie e grassi, mentre il vero colpevole è stato il cibo lavorato e gli zuccheri raffinati. Questo libro spiega i modi in cui lo zucchero raffinato aumenta il vostro peso e fa deragliare i vostri piani di perdita di peso. Se dovete vincere contro i problemi di peso, allora dovreste guardare le calorie vuote che scaricate nel vostro sistema attraverso di esse.

L'obiettivo principale di questo libro è quello di rendere consapevoli della vera causa del problema dell'obesità e dei modi per contrastarlo.

È possibile raggiungere i vostri obiettivi di perdita di peso molto bene se si segue una dieta sana e rimanere il più vicino alla natura possibile. Più si abbraccia la natura nel cibo, migliore sarà il controllo del peso. Alla fine, dovete ricordare che non potete vincere agendo contro il vostro corpo. Morire di fame non è il modo giusto per diventare sani. Se si vuole davvero mettersi in forma, allora si dovrà tornare a mangiare sano e il resto delle cose andrebbe a posto da solo.

www.ingramcontent.com/pod-product-compliance
Lightning Source LLC
Chambersburg PA
CBHW070757250726
48662CB00004B/1860